AF373277

DISSERTATION

CONTRE

L'USAGE

DES SETONS, DES CAUTERES, ET DES VÉSICATOIRES,

Et par occasion contre celui des Ventouses, des Scarifications, des Epispastiques ou Attractifs, & même des Sangsuës, dans le traitement des Maladies internes ; suivie de quelques Remarques contre le choix des differentes Saignées :

Par M. MOPILLIER *le jeune*, *Chirurgien à Angers* ;

Extraite du JOURNAL DES SÇAVANS, Août 1744.

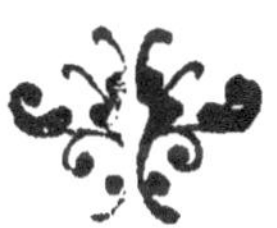

A PARIS,

Chez CHAUBERT, à l'entrée du Quai des Augustins, du côté du Pont Saint Michel, à la Renommée & à la Prudence.

M. DCC. XLIV.

DISSERTATION

CONTRE L'USAGE DES

Sétons, des Cauteres, & des Veficatoires, & par occafion contre celui des Ventoufes, des Scarifications, des Epifpaftiques ou Attraétifs, & même des Sangfuës, dans le traitement des maladies internes ; fuivie de quelques remarques contre le choix des differentes faignées.

AVANT-PROPOS.

JE ne puis comprendre comment cette quantité énorme de Setons, de Cauteres, & de Veficatoires, qu'on applique fi fcrupuleufement avec élection de lieu, peut défemplir nos vaiffeaux, attirer, & changer le cours naturel de nos liqueurs, ou filtrer celles qui font vitiées. Car comment les lentes & petites évacuations, qu'ils procurent en ulcerant la peau, operent-elles la *dépletion* des vaiſſeaux ? Eſt-ce en empêchant la diminution des évacuations naturelles, ou l'abord continuel du chyle? Comment peuvent-elles operer la *dérivation ou revulſion* de quelque humeur d'une partie quelconque ? Eſt-ce par impulſion, eſt - ce par attraction ? Comment encore ſe fait par le moien de ces remedes la *filtration* de l'humeur vitiée ? Eſt-ce en s'alliant par affinité avec le pus qui ſe forme dans ces ulceres, ou en ſe criblant par convenance par les déchirures de leurs vaiſſeaux, ou enfin en s'écoulant par les cellules graiſſeuſes qui communiquent à ces ulcéres? Je ſerois charmé de voir éclaircir ces myſteres.

ARTICLE PREMIER.

De la cauſe & de la nature de l'évacuation des Setons , des Cau-

teres, & des Veficatoires, & du rapport de cette évacuation avec la quantité la plus ordinaire de nos humeurs, de nos évacuations naturelles, & des alimens qui les reparent.

§ I.

De la cause & de la nature de ces évacuations.

Je ne regarde l'effet qui fuit l'application des Setons, cauteres & véficatoires que comme de fimples plaies & ulceres de la peau, occafionnés par l'action des particules tranchantes qui compofent les corrofifs; particules, dont la force, fuperieure à la refiftance que la peau leur oppofe, rompt les fibres qui en font le tiffu. La caufe fubfiftant, l'ulcere doit fubfifter ; auffi eft-ce pour entretenir ces ulceres & en faire des efpeces de fontaines, qu'on y met des meches, des pois,

des emplâtres perpétuels , & ces
corps , irritant & déchirant nos
vaisseaux à proportion qu'ils tendent à se regenerer , il s'ensuit ar-
rêt & extravasation d'une partie
des sucs qui coulent dans les parois de l'ulcere. Ceux de ces sucs
qui sont encore exposés au jeu
des vaisseaux sont convertis en
pus, & ceux qui sont stagnans se
putréfient ; ce qui produit ordinairement une suppuration putride(1),
dont une partie s'évacuë , & l'autre reflue dans les voies générales de la circulation , & voila ce
qui en impose. On regarde comme
une évacuation d'humeurs cor-
rompuës cette suppuration qui naît

(1) Ceci a principalement lieu
pour les Setons & les Cauteres ; car
l'ulcération des véficatoires étant plus
superficielle , & leur évacuation moins
lente , il est rare que les liqueurs y crou-
pissent assez pour devenir putrides , & y
soient suffisamment agitées pour devenir
purulentes ; aussi n'est-ce souvent que
la sérosité du sang qui s'en évacuë pres-
que sans alteration.

de l'ulcere même, & que l'impref-
fion de l'air exterieur rend fouvent
fœtide.

§ I I.

De la lenteur de ces évacuations, &
de leur rapport avec la quantité la
plus ordinaire de nos humeurs.

Avec le plus grand emplâtre
véficatoire qu'on a coûtume d'ap-
pliquer , on n'évacue guéres , encore n'eft - ce que les cinq ou fix
premiers jours, que 6 onces d'humeurs par vingt-quatre heures, ce
qui fait 2 gros par heure , 2 grains
$\frac{1}{4}$ par minute. Or il eft démontré
qu'un homme pefant cent - vingt
livres a pour le moins cent livres
de liquides, on ne retranche donc
par une telle évacuation qu'envi-
ron $\frac{1}{266}$ de ces humeurs par vingt-
quatre heures , ce qui fait $\frac{1}{6400}$
par heure , $\frac{1}{384000}$ par minute(2).

(2) On peut voir dans l'Effai phyfi-

Il eſt aiſé de juger par cette analyſe de la lenteur d'une telle évacuation & combien eſt énorme celle d'un ſeton ou d'un cautere qui n'en eſt tout au plus qu'$\frac{1}{8}$, c'eſt-à-dire, qui n'eſt que de 6 gros par vingt-quatre heures. C'eſt cependant à ce ſurcroît de liqueurs qu'on attache l'idée de la révulſion & de la dérivation, qui font, dit-on, des irruptions & des ravages terribles, lorſque, faute d'une profonde théorie & d'une longue experience, on ſe trompe de lieu dans l'application des ſetons, des cauteres, & des véſicatoires.

§ III.

Du rapport de ces évacuations avec la quantité la plus ordinaire de nos alimens & de nos excretions natu-relles.

De 6 livres d'alimens qu'un que ſur l'œconomie animale de M. Queſnay, Secretaire de l'Académie Royale de Chirurgie, les experiences qu'il a faites pour apprétier la quantité des liqueurs du corps humain.

homme prend par jour, il s'en évacue environ $\frac{1}{6}$ par la voie des gros excrémens, les 5 autres livres paſſent dans la maſſe des humeurs & s'en évacuent enſuite par toutes les voies naturelles, fous la forme d'urine, de fueur, de falive, &c. après lui avoir rendu les fervices auſquels ils étoient deſtinés. Ainſi l'évacuation du véſicatoire n'eſt qu'environ $\frac{1}{13}$, & celle du feton ou du cautere qu'$\frac{1}{106}$ de la diſſipation continuelle des humeurs & des alimens qui les reparent. C'eſt cependant par de telles évacuations qu'on promet de nous décharger des humeurs furabondantes ; fans faire réfléxion qu'un verre d'eau bu de plus qu'à l'ordinaire peut nous fruſtrer de tous les avantages du véſicatoire, & un ou deux crachats, de plus ou de moins, contre - balancer toutes les merveilles du feton & du cautere (3).

(3) Je n'ai fixé la quantité de nos hu-

Article II.

De la Dépletion.

Le mouvement de reſſort étant un retour des corps élaſtiques proportionné à la puiſſance qui les a mis en jeu, la réaction de nos vaiſſeaux doit être relative à la quantité des liqueurs qui les dilatent , & nos évacuations doivent être proportionnées à cette réaction ou preſſion reciproque ; parce qu'à proportion que les vaiſſeaux ſont pleins, les liqueurs font effort pour en ſortir ; d'où il ſuit que les éva-

meurs, de nos alimens, de nos évacuations naturelles, & l'évacuation du véſicatoire , du ſeton & du cautere, que pour partir d'un point fixe en déduiſant les preuves des vérités que je me propoſe d'établir dans cette Diſſertation ; mais quoique ces quantités ſemblent être les plus ordinaires, on verra par ces mêmes preuves qu'on peut les ſuppoſer beaucoup plus ou moins grandes , ſans alterer les conſéquences que j'en tirerai.

cuations extraordinaires , comme celles des fetons, des cauteres, & des véficatoires, ne doivent point changer la quantité ordinaire de nos humeurs , puifque quand même il feroit poffible que des évacuations fi lentes ne fuffent pas immédiatement fuivies d'une diminution proportionnée des évacuations naturelles, ou remplacées par l'abord continuel du chyle , le refferrement des vaiffeaux & la dilatation des liqueurs y fuppléeroient en attendant , & la repartition de fi petites évacuations à tous nos vaiffeaux , n'y produiroit aucun effet fenfible de dépletion.

Qu'eft - ce qui ne voit pas que la quantité de nos liqueurs change fouvent plufieurs fois dans un même jour , non feulement de 6 gros ou de 6 onces , mais d'une livre, & même plus , fans alteration fenfible; & que ce n'eft que par la contraction de nos vaiffeaux , la dilatation de nos liqueurs , la régularité de leur diftribution , & la dimi-

nution de nos excrétions naturelles , que nous fupportons le jeûne
& les évacuations extraordinaires:
& que ce n'eft que par un peu de
plethore paffagere, ou par l'évacuation d'un peu plus de tranfpiration,
d'urine , de falive , &c. que nous
jouiffons fi paifiblement du plaifir
des caffés , des feftins , &c ; &
qu'enfin fans ce rapport admira-
ble de nos vaiffeaux avec nos liqueurs,qui permettent une certai-
ne extention à nos fonctions, nous
ferions femblables aux machines
automates , dont toute la marche
eft exactement réglée par l'aug-
mentation ou la diminution des
frottemens , ou de celle du poids ,
ou du reffort qui les fait mouvoir?

ARTICLE III.

De la Dérivation & de la Révulfion.

§ I.

De la Dérivation.

» Quelque grande & fubite

» qu'on suppofe une évacuation
» elle ne fçauroit attirer dans la
» partie où elle fe fait plus de li-
» queur qu'il ne s'en évacue, parce
» que l'effet ne peut pas être plus
» grand que la caufe. Il eft vrai que
» lorfque l'on ouvre un vaiffeau, les
» liqueurs y acquerent de la vé-
» locité en proportion qu'elles y
» trouvent moins de refiftance,
» mais ce n'eft qu'une déduction
» de la viteffe qu'elles avoient a-
» vant l'évacuation dans les arte-
» res lateralés voifines de celle qui
» eft ouverte, (ou qui fournit au
» vaiffeau ouvert) puifque l'éva-
» cuation fe fait aux dépens des li-
» queurs qui devoient les parcou-
» rir. Ces liqueurs, dis - je, ren-
» contrant lors moins d'obftacles à
» la direction de leurs mouvemens
» en proportion qu'elles appro-
» chent de l'ouverture où la refi-
» ftance eft moindre, elles fe réflé-
» chiffent & détournent moins
» dans les arteres laterales à la
» colomne ou courant de liquide

» qu'elles forment par leur suite
» du cœur au vaisseau ouvert , &
» les liqueurs engagées dans ces
» arteres laterales reviennent mê-
» me sur leurs pas , faute d'y être
» soûtenuës par celles qui s'éva-
» cuent au lieu de leur succeder.
» Ainsi la vitesse des liqueurs n'aug-
» mente que dans l'artere ouver-
» te , & diminue dans toutes les
» autres en proportion qu'elles
» s'abouchent plus proche de son
» ouverture (4).

Il y a plus , cette vitesse que les liqueurs acquerent en s'échappant n'est point permanente ; elle ne dure qu'autant de tems qu'il en faut au vaisseau ouvert , & à ses voisins , pour se détendre; &, bien loin d'aller toûjours en augmen-

(4) J'ai tiré cette preuve d'un sçavant Ouvrage , dans lequel M. Senac Medecin , de l'Académie Roiale des Sciences, a renversé & détruit entierement la doctrine qui distingue la saignée du pied, de celle du bras ou du col, &c. Voiez l'Anatomie d'Heister , seconde Edition , pag. 511.

tant, & de faire dérivation, elle diminue au contraire en raison de l'évacuation, puifque les liqueurs qui s'évacuent ne retournant plus par les veines au cœur, il en renvoie moins dans toutes les arteres & par conféquent au vaiffeau ouvert quel qu'il foit. Les hémorrhagies qui vont toûjours en diminuant,& s'arrêtent fouvent d'elles-mêmes , dans des ouvertures de vaiffeaux confiderables , en font les preuves ; car fi les liqueurs étoient , comme on dit , attirées vers l'ouverture du vaiffeau en proportion de l'évacuation, la plus petite hémorrhagie iroit au contraire toûjours en augmentant, & ne cefferoit qu'avec la vie.

Les matieres purulentes & putrides qui coulent des parties où l'on a appliqué des véficatoires , & particulierement des fetons & des cauteres , ne prouvent - elles pas encore que bien loin que le mouvement des liqueurs y foit acceleré , elles féjournent au con-

traire dans les parois de ces ulceres ; puisque sans ce retardement
elles s'en évacueroient comme des
plaies recentes , faites à des parties saines , c'est-à-dire sans autre
alteration que celles de la masse
totale des humeurs qui les fournit?

La dérivation n'est donc qu'une
chimere ; car, pour que les liqueurs se portassent avec plus
d'impétuosité pendant l'évacuation
dans la région du vaisseau ouvert,
il faudroit que l'action des vaisseaux des régions opposées aug-
mentât en proportion , pour re-
pousser des fluides dont l'effort se
fait en tous sens ; mais n'est - ce
pas au contraire une necessité que
la réaction des vaisseaux contre les
liqueurs , diminue en proportion
qu'elles s'échappent de dessous
leurs parois , & que les plus pro-
ches de celui qui est ouvert soient
les premiers désemplis , puisque
l'évacuation dont il est question
n'est uniquement déterminée que
par l'aisance que les liqueurs trou-

vent à s'échapper? & de plus les fluides dont les parties font pref-que fans adhérence peuvent - ils être attirés? leur progreffion n'eft-elle pas au contraire l'effet de l'impulfion ? & quand même les liqueurs acquereroient en s'éva-cuant la vertu d'attirer celles qui doivent leur fucceder , cette at-traction commenceroit-elle par les plus éloignées ?

§ I I.

De la Révulfion.

L'idée qu'on fe fait de la déri-vation eft inféparable de la révul-fion , qui n'eft pas mieux fondée ; car bien loin que les liqueurs foient attirées , & par conféquent détournées , des parties directe-ment oppofées à celles où fe fait l'évacuation , la révulfion fe borne au contraire à cette partie même. Pour s'en convaincre qu'on partage les divifions & fubdivifions du

tronc principal des deux aortes(5),
en parties aliquotes , comme 2. 4.
8. & ainsi de suite jusqu'à la sixiéme sousdivision qui se terminera
par 32 ramifications pour chaque
aorte: qu'on suppose ensuite qu'en
ouvrant une de ces arteres de la
sixiéme sousdivision (ou une veine
équivalente , par exemple, la sa-
phene au pied) , on a enlevé la
moitié des obstacles que le sang y
trouvoit , pour lors sa vélocité y
sera doublée , mais par la même
raison ne sera-t-elle pas diminuée
de moitié dans l'artere jumelle de
celle qui est ouverte (ou qui ré-
pond à la veine ouverte) ; puisque
la resistence qui y faisoit détourner

(5) L'aorte proprement dite est un
gros tuiau qui transporte le sang du
cœur à toutes les parties du corps par
deux branches principales. L'une se
nomme aorte supérieure ou ascendante ,
dont les subdivisions le charient dans les
parties supérieures, & l'autre se nomme
aorte inférieure ou descendante , qui
charie de même le sang dans les parties
inférieures du corps.

le fang fera pour lors moitié moindre ? Voila donc déja la moitié de
cette vélocité, que le fang acquert
en s'échappant , à fouftraire de
celle qu'il avoit dans l'artere
laterale la plus proche de l'ouverture. L'autre moitié de cette
vélocité doit donc de même être
déduite des autres diftributions de
l'aorte inferieure , en décroiffant
toûjours par gradation en proportion qu'elle s'éloigne de l'ouverture , & augmente en diametre en
retrogradant vers le cœur. Ainfi la
cinquiéme diftribution qui eft une
fois plus éloignée de l'ouverture
que la precedente , ne participera

à cette évacuation que pour $\frac{1}{4}$, &

comme elle a en même tems une
fois plus de diametre , le fang qui

la parcourt n'y perdra qu'$\frac{1}{8}$ de fa

vélocité. En pourfuivant ainfi cette
déduction de vélocité,on verra que
la quatriéme diftribution n'en per-

dra qu'$\frac{1}{32}$, la troifiéme qu'$\frac{1}{128}$, la

deuxiéme qu'$\frac{1}{512}$, & qu'enfin ,
l'aorte fupérieure, un des troncs
de la premiere divifion , jumelle de
l'aorte inférieure dont je viens de
faire les déductions , n'en perdra
qu'$\frac{1}{2048}$.

Si on pourfuit encore cette révulfion ou déduction de vélocité,
jufqu'à la fixiéme diftribution de
l'aorte fupérieure , en décroiffant
toûjours fuivant la même dégra-
dation , en proportion qu'elle s'é-
loigne du vaiffeau ouvert , & fe
multiplie par fes fubdivifions ; on
verra que le fang ne doit perdre ,
pendant cette évacuation , que
$\frac{1}{65536}$ de fa vélocité , dans les arteres de même claffe que celles
qu'on fuppofe ouvertes à l'aorte
inferieure (6). Ce qui doit s'en-

(6) Quoique j'aie fuppofé une faignée faite au pied , on peut également
fuppofer l'ouverture à une des diftributions de l'aorte fupérieure, ou à quel-

tendre abftractivement de la diminution de vélocité qui arrive pour
lors dans toute la maffe des liqueurs en conféquence de l'évacuation , qui fait que le cœur en
renvoie moins à toutes les arteres.

Si l'on confidere à préfent que
les arteres de la fixiéme divifion
font des troncs d'une grandeur
énorme en comparaifon de la pe-
titeffe & de l'éloignement des ca-
pillaires où fe font les embarras
de circulation ; on verra que l'é-
vacuation d'une faignée ordinaire
fera plûtôt remplacée par le chyle
que répartie jufqu'aux vaiffeaux
obftrués.

La révulfion ne s'étend donc pas
plus loin qu'à l'artere ouverte & à
fa compagne ; car fi dans le tronc
de la cinquiéme divifion qui les
precede immédiatement le fang ne
perd qu'$\frac{1}{8}$ de fa vélocité , quelle

que veine qui lui réponde , foit du
bras ou du col; il n'importe à quel vaiffeau; l'effet eft toûjours le même.

fera cette perte dans les subdivisions un peu éloignées de cette artere de la cinquiéme division ? nos exercices & nos passions ne changent-ils pas davantage à tout instant & sans alteration la vitesse de nos liqueurs ?

Les liqueurs qui s'évacuent ne retardant plus le cours de celles qui retournent au cœur par les veines, la révulsion s'y fait comme dans les arteres ; l'aisance que les liqueurs acquerent pour lors dans les veines va de même en décroissant par gradation en proportion qu'elles s'éloignent de l'ouverture & augmentent en diametre en approchant du cœur, la démonstration est la même : ainsi la révulsion ne s'étend pas plus loin dans les veines que dans les arteres : elle se borne dans la partie même où se fait l'évacuation.

Il est vrai que dans les grandes & subites évacuations où le cœur ne reçoit plus assez de liqueurs des veines pour entretenir la plenitude

de l'aorte & de ſes principales di-
viſions, les liqueurs engagées dans
leurs ramifications, bien loin d'a-
vancer & de continuer leur route,
retrogradent au contraire & reviennent dans les troncs arteriels
faute d'y être ſoûtenuës par celles
qui s'évacuent au lieu de leur ſuc-
ceder ; ce qui produit une revulſion générale, ſuivie de défaillan-
ce & même de ſyncope ; mais en
quelque région du corps que ſe
faſſe l'évacuation, cette eſpece de
révulſion eſt toûjours la même ;
elle ne rappelle pas plus les liqueurs
d'une partie que d'une autre.

Enfin ſi une évacuation d'environ
une livre par demi quart d'heure(7)
ne détourne pas plus le cours des
liqueurs d'une région du corps

(7) Je crois qu'une des branches de
la ſixiéme ſubdiviſion de toutes les arteres, ou de toutes les veines du corps, ſeroit au moins équivalente à une artere
temporale, ou à une des meilleures veines qu'on ouvre ordinairement dans la
ſaignée, & dont l'évacuation eſt bien
d'une livre par demi quart d'heure.

que d'une autre, quelle doit être l'insuffisance de l'évacuation du véficatoire, qui n'est à cette quantité que comme 1 à 512 ; & de celle du feton ou du cautere, qui n'en est que comme 1 à 4096 ?

Les fontaines ne font pas les feuls moiens abufifs qu'on emploie dans la vûë d'attirer,& de détourner, les humeurs des parties oppofées à celles où on les établit; on est dans la même erreur fur l'application des ventoufes, des fangfues, des fcarifications, de la faignée, & des épifpaftiques (8).

Le gonflement qui fuit immédiatement l'application des ventoufes n'est point, comme on croit communément, l'effet de l'attraction, mais feulement de

(8) Les épifpaftiques font des médicamens acres, tels que l'ail, le gingembre, la pyretre, la moutarde, les cantharides, &c. que l'on croit être attractifs, parce qu'ils irritent, enflamment, tuméfient, déchirent les vaiffeaux, & font épancher les liqueurs des parties fur lefquelles on les applique.

l'affoibliffement

l'affoiblissement de cet endroit , qui , n'étant plus soûtenu par la pression de l'air exterieur ne peut pour lors contrebalancer le ressort de l'air interieur , ni l'effort des autres parties sur les liqueurs. La suction des sangsuës agit de même, & elles ne font , comme la phlebotomie, ou section des vaisseaux , que diminuer la resistence qui s'oppose à l'excrétion des liqueurs. Quant aux épispastiques, ils produisent differens effets selon leur degré d'activité. Dans le premier degré ils hâtent le cours des liqueurs, en excitant simplement le jeu des vaisseaux ; dans le second degré ils en retardent le cours en crêpant les vaisseaux ; enfin dans le troisiéme degré ils les font épancher en dechirant les vaisseaux. Ainsi ils ne font toûjours qu'augmenter ou diminuer la resistence qui s'oppose au cours des liqueurs vers la partie sur laquelle on les applique , sans les y attirer, ni augmenter la puissance qui les y pousse : &

quand même ils feroient des topiques attractifs , leur action com-
menceroit - elle par les parties les
plus éloignées ? ne tomberoit-elle
pas au contraire immédiatement
fur celle où ils feroient appliqués ?

On peut remarquer par occafion que comme à l'évacuation fuit
immédiatement la dépletion de la
partie où elle fe fait , les fangfuës,
bien loin de furcharger,comme on
dit , le lieu où on les applique, en
y attirant les liqueurs des parties,
enlevent au contraire les embarras de circulation , lorfque leur
action tombe immédiatement fur
les vaiffeaux obftrués ; puifqu'il
n'eft pas de moien plus prompt, &
plus fpécifique , pour détendre un
vaiffeau,& en dégager les liqueurs,
que de l'ouvrir : elles l'emportent
donc fur la faignée dans cette occafion , parce qu'elle ne fe fait pas
immédiatement aux petits vaiffeaux obftrués , & que la ligature
qu'on eft obligé de faire pour fa-
vorifer la fortie du fang en s'oppo-

fant à fon retour vers le cœur ,
entretient au contraire une efpece
de pléthore dans la partie où on la
fait ; mais en toute autre occafion
la faignée eft bien plus expéditive,
& plus fure, que les fangfuës, tant
à caufe de l'incommodité de leur
application , & de la lenteur de
leur évacuation , que de l'incerti-
tude de fa quantité &c. Ainfi la
préference qu'on donne fouvent
aux fangfuës dans le traitement des
maladies interieures eft abufive ,
lorfque la faignée eft pratiquable,
puifqu'elles n'ont pour lors qu'un
mérite commun. Il eft même très-
douteux que dans l'application des
fangfuës au fiege , la revulfion
s'étende affez loin, & dégage affez
la veine porte, pour produire tous
les bons effets qu'on leur attribue
dans les inflammations & obftruc-
tions des vifceres du bas - ventre ;
cette efpéce d'évacuation étant
trop lente pour caufer une déter-
mination du fang au-delà des veines & arteres hémorroïdales ex-

ternes qui la fourniſſent , & qui
ne ſont que des diſtributions éloignées des veines & arteres hypo-
gaſtriques. Ainſi les ſangſuës pa-
roiſſent tout au plus préferables à
la ſaignée dans le traitement des
maladies interieures , quand il s'a-
git des affections des viſceres qui
occupent l'hypogaſtre.

ARTICLE IV.

De la Filtration.

Après avoir prouvé que les évacuations produites par les ſétons ,
les cauteres , & les véſicatoires,
n'attirent , ni ne détournent pas
nos liqueurs de leur cours naturel,
qu'elles n'y cauſent aucun dépla-
cement , & n'en diminuent pas
même la quantité ; il s'agit à pre-
ſent de ſçavoir ſi les differens hé-
terogènes qui s'introduiſent , ou
s'engendrent , dans nos humeurs ,
étant apportés à ces ulceres , ou
fontaines , par des circulations re-

petées, peuvent s'y filtrer préferablement aux bonnes humeurs,
en s'alliant comme on dit par affinité avec le pus qui fe forme dans
ces ulceres, ou en fe criblant par
convenance par les déchirures de
leurs vaiffeaux, ou enfin en s'écoulant par les cellules graiffeufes qui
communiquent à ces ulceres.

§ I.

De l'Affinité.

La filtration fe fait par affinité,
lorfque certaines parties d'un liquide ont une telle difpofition à s'u-
nir avec celles qui font engagées
dans les pores du filtre, qu'elles y
ferment le paffage à toutes autres
qui ne leur font pas analogues (9),
d'où il fuit que les parois des ulceres, ou fontaines dont il eft quef-

(9) C'eft ainfi qu'on fépare un mélan-
ge d'eau & d'huile par le moien d'une
étoffe ou d'un papier premierement imbus de celle qu'on veut y faire paffer.

tion , étant toûjours imbus de matieres purulentes ou putrides, l'affinité n'y auroit lieu que pour fé-
parer de femblables matieres de
nos humeurs. Mais outre qu'il n'eſt
pas toûjours à beaucoup près queftion d'en évacuer des matieres
purulentes ou putrides , c'eſt que
par la même raifon que ces matieres auroient paffé du lieu où elles
fe forment dans les voies générales de la circulation ; celles que les
fontaines produifent y reflueroient
auffi. Ainfi, bien loin que les matieres putrides fuffent fouftraites de
nos humeurs par la multiplication
des ulceres, elles s'y accumule-
roient au contraire de plus en plus;
&, quand il fe filtreroit d'autres
matieres , celles qui reflueroient
de ces ulceres dans nos humeurs y
feroient elles moins pernicieufes ?
La fonte ulcereufe , & la fievre
colliquative qui l'accompagne fouvent, ne prouvent - elles pas le
reflux des matieres purulentes &
putrides , & leurs mauvais effets

sur nos vaisseaux & sur nos humeurs, de même que les ardeurs
& suppressions d'urine, prouvent
l'irruption & les mauvais effets des
sels corrosifs des cantharides dans
nos vaisseaux ?

§ II.

De la Cribration.

La filtration se fait par cribration, lorsque certains corps ont
un tel rapport avec la figure & le
diametre des trous du crible, qu'ils
y passent préferablement à tous
autres qui en ont moins (10); d'où
il suit, outre que les vaisseaux
des ulcéres sont ordinairement
souples & se prêtent à la figure de
tous les corps qui s'y introduisent
(11), que si ces vaisseaux ont moins

(10) C'est ainsi qu'on sépare differens grains par le moien des cribles,
dont la figure & le diamétre des trous
ne sont relatifs qu'à ceux qu'on veut y
faire passer.

(11) Il faut en excepter le cas de la

de diamétre que les molécules de l'héterogène qu'on veut évacuer, il n'y paſſera pas, & s'ils en ont plus, les humeurs deſtinées à les parcourir s'évacueront indiſtinctement avec lui. Ainſi , la cribration n'y a lieu, ni par la figure, ni par le diamétre des vaiſſeaux.

§ I I I.

De l'écoulement de l'héterogène par les cellules graiſſeuſes.

Quand il ſeroit vrai , comme quelques - uns diſent , que la plûpart des vices de nos humeurs ont leur ſiege dans la graiſſe,& que les ulceres ou fontaines en queſtion ſont des breches du tiſſu cellulaire , qui la laiſſent évacuer , l'uſage n'en ſeroit pas moins abuſif ; car , outre qu'il ſe ſépare beaucoup de

coaleſcence , où les vaiſſeaux concrets avec les liqueurs n'ont plus de cavité comme il paroît par les bords calleux des ulceres.

phlegme avec la graiſſe, & qu'elle
eſt apportée dans les cellules de ce
rézeau par un grand nombre d'arteres ſanguines qui fourniſſent
pour lors à l'ulcere l'humeur qui en
découle ; c'eſt que la graiſſe circule,& que ces cellules n'en ſont que
l'entrepôt. Car cette ſubſtance
huileuſe , après y avoir été dépo-
ſée par les arteres , en eſt repriſe
par les veines qui la reportent dans
les voies générales de la circulation
où elle ſe mêle & s'allie intime-
ment avec les autres humeurs (parce qu'elles ont elles-mêmes intrin-
ſequement un principe huileux) ;
d'où il ſuit que lorſque la graiſſe
eſt vitiée , le ſang , la lymphe , les
récrémens , les excrémens , &
généralement toutes les humeurs
du corps , ſont empreintes du même vice. Ainſi cette eſpéce de filtration n'a pas plus lieu que l'affinité & la cribration. Car quand la
graiſſe viendroit ſucceſſivement de
cellules en cellules ſe rendre à ces
fontaines , pretendroit - on l'en

fouftraire entierement & fans con-
fequence ? Outre qu'elle ne s'évacueroit pas feule, & qu'une fi lente & fi petite fouftraction feroit
remplacée par la crême du chyle,
qui contracteroit le même vice,
l'huile n'eft-elle pas un principe
inféparable de la tiffure organique
de nos humeurs, fans lequel elles
ne fçauroient fubfifter ?

Il y a plus : car dans l'ulcera-
tion, l'inflammation s'emparant des
parois de l'ulcere, la graiffe fe fond
aux environs, les vaiffeaux fe dilatent, le tiffu cellulaire fe carnifie, &
il n'y eft plus queftion de fes cellules, mais feulement de fes arteres & de celles de la peau (ou autres parties voifines) qui fournif-
fent pour lors toute l'humeur qui
coule de l'ulcere (12). Ainfi quand
même le vice qu'on veut fouftraire
n'auroit fon fiége que dans ce
qu'on nomme proprement la *graif-*

(12) Quelquefois les veines fe dilatent au point de laiffer fuinter les liqueurs au travers de leurs parois.

ſe, il ne s'évacueroit toûjours par l'ulcere qu'en proportion des autres humeurs avec leſquelles elle y ſeroit apportée par les arteres ; puiſque les cellules ne communiquent point immédiatement avec l'ulcere, mais ſeulement par les voies générales de la circulation.

Si la graiſſe dominoit dans le pus, ſe précipiteroit il dans l'eau ? ſe durciroit-il au feu ? & la diminution conſiderable qui y arrive en ſe deſſechant ne prouve-t-elle pas encore que l'eau en fait la plus grande partie ? L'embonpoint qui varie comme notre ſanté & notre genre de vie, l'huile qui ſe trouve dans tous nos excrémens, la maigreur que l'on peut procurer par l'exercice, la diette, & les médicamens ne prouvent-ils pas que la graiſſe circule, & qu'on peut la ſouſtraire dans le beſoin, bien plus promptement & plus ſurement par la diette, ou par la voie des excrétions naturelles (dont elle fait partie) que par des ulceres?

Puisque la filtration de l'héterogène n'a lieu ni par affinité , ni
par cribration , ni par écoulement
des cellules graisseuses , quelle
qu'en soit la nature & la quantité,
il ne s'évacuera qu'en proportion
des humeurs avec lesquelles il sera
apporté à ces ulceres, ou fontaines;
car si petits qu'on suppose les vaisseaux déchirés des ulceres , le
phlegme , qui est la partie la plus
tenue de nos humeurs , y aura au
moins une entrée aussi libre que
l'héterogène à qui il sert de véhicu-
le ; d'où il suit qu'il s'évacuera
tout au plus en quantité relative
avec la partie aqueuse de nos humeurs. Ainsi si l'on fait à present
attention que l'eau avec laquelle
l'héterogène est confondu , entre
au moins pour 80 livres dans la
masse de nos humeurs , qui est
d'environ 100 livres (13); on ver-

(13) Voyez l'article premier sur le
rapport des évacuations des setons , des
cauteres , & des véficatoires , avec la
quantité la plus ordinaire de nos humeurs.

ra que l'évacuation d'un véficatoire n'étant que de 6 onces ou la 213me partie de 80 livres, par vingt-quatre heures, il lui faudroit au moins fept mois pour en faire l'entiere fouftraction (14), & cinq années à un feton ou à un cautere, dont l'évacuation n'eft que de 6 gros, ou la 1704me partie de 80 livres par jour.

Ce n'eft point encore là le terme de cette fouftraction ; car, outre que le phlegme n'eft pas la feule partie qui s'évacue avec l'héterogène qui en augmente auffi la fomme ; cette évacuation ne diminuant point la quantité de nos humeurs comme celle de l'héterogène, à caufe de l'abord continuel du chyle qui les repare ; l'héterogène qui refte dans nos vaiffeaux s'y trouvant de jour en jour étendu

(14) Notez que l'ufage d'un véficatoire capable de produire une telle évacuation, détruiroit en bien moins de tems la partie où il feroit appliqué. Quant aux emplâtres perpétuels, ils n'en font qu'un diminutif.

dans une plus grande **quantité de** liqueurs ; ce qui diminue propor- tionnellement fa fouftraction ; **de** forte qu'un véficatoire n'en dé- pouilleroit pas nos humeurs dans deux ans, & un feton, ou un cau- tere dans feize ans, & qu'elles n'en feroient peut - être jamais nettes. Ainfi quand même la caufe **qui** produit l'héterogène cefferoit , n'auroit-il pas le tems de faire tout le mal dont il eft capable ?

Les differens vices du fang **que** l'on contracte par la falive , le lait, le fperme, la fueur , l'inoculation du pus, &c. ne dépofent - ils pas contre leur filtration , puifqu'ils s'évacuent indiftinctement par toutes fortes de voies , avec nos differentes excrétions ? & cette évacuation ne démontre-t-elle pas en même tems l'inutilité des fon- taines? & fi cette efpéce de dépu- ration avoit lieu , les malades cou- verts d'ulceres putrides, pforiques, vénériens, fcrophuleux , fcorbuti- ques , cancereux , &c. ne trouve-

roient-ils pas leur remede dans ces
mêmes ulceres , qui font au contraire leur défolation & leur defaf-
tre , malgré l'analogie que les vi-
rus qui les caufent , ou les entre-
tiennent, y trouvent pour s'évacuer?

Quant aux matieres purulentes
& putrides qui refluent des ulceres
dans nos vaiffeaux avec nos humeurs , il n'y a pas d'apparence
qu'elles puiffent corriger les differens vices des liqueurs, ni reformer
les mauvaifes difpofitions des vaiffeaux , puifque ces matieres font
elles - mêmes une perverfion des
vaiffeaux & des humeurs ; & comme il n'eft point de fpécifique ab-
folu & univerfel, il faudroit donc,
pour prouver l'efficacité des fétons,
des cauteres , & des véficatoires,
déterminer les efpéces d'hétero-
gènes qu'ils peuvent filtrer , les
efpeces de vices qu'ils peuvent
corriger, & le tems neceffaire à
l'entiere deftruction des matieres
étrangeres. Car languir nombre

d'années avec plusieurs de ces fontaines n'est point une preuve con-
cluante pour en assurer la necessité ; & l'experience du soulagement
dont on en appuie l'usage paroît
être plûtôt l'effet des autres moiens
qu'on emploie en même tems pour
guérir, ou de la nature qui guérit
à la longue les maladies. C'est du
moins ce qu'on peut conclurre de
l'exemple des malades qui peris-
sent, ou demeurent infirmes, malgré l'usage excessif qu'on en fait.

N'est-il pas ridicule d'avoir recours à des ulceres pour détourner, attirer, & évacuer les humeurs qui causent les obstructions,
les fluxions, les catarrhes, les
rhumatismes, &c. puisqu'une simple purgation en évacueroit autant dans quatre ou cinq heures
qu'un vésicatoire dans douze ou
quinze jours, & qu'un seton ou
un cautere dans deux ou trois
mois? Est-ce remedier à la douleur,
& à l'inflammation, que d'augmenter l'irritation, l'insomnie, & de

fupprimer les urines par l'ufage des véficatoires ? Eft-ce guerir les ulceres que de les multiplier par des fétons ou des cauteres, &c? on fait un ufage fi inconfideré de ces vulnerans qu'à peine échappe-t-il quelque malade à cette efpéce de tirannie. On emplâtre dans les maladies inflammatoires les plus aigus ; on cauterife dans les maladies chroniques ; on couvre impitoiablement de véficatoires le corps des phrenetiques, & de cauteres celui des phthifiques. La douleur de la goute, d'une ophthalmie, d'une dent cariée, &c. caufent-elles la fievre & l'infomnie ; auffitôt on eft emplâtré de moutarde ou de cantharides. Eft-on épuifé par quelque acrimonie, où quelque fuppuration ; auffi-tôt on eft couvert de cauteres, ou de fétons. Quels anodins, quels reftaurans ! Cruelles manœuvres, qui coûtent la fanté & la vie à bien des hommes !

Enfin fans tourmenter les ma-

lades par des moiens auſſi chime-
riques qu'incommodes , mal pro-
pres , douloureux , & ſouvent
pernicieux ; n'en eſt-il pas une in-
finité d'autres plus doux qui par
l'étenduë de leurs vertus, & la du-
rée de leur effet, ſont bien plus fa-
ciles à changer & à déterminer ?
Les purgatifs & les aperitifs de
toutes eſpeces ne ſont-ils pas des
moiens ſûrs pour exſpolier promptement & abondamment de la
maſſe de nos humeurs , celles qui
habitent principalement les vaiſſeaux ſereux & lymphatiques ? &
la ſaignée n'eſt - elle pas reconnuë
propre à évacuer immédiatement
les vaiſſeaux ſanguins , & débar-
raſſer par conſequent des autres
humeurs celles qui ſont bornées à
ne parcourir que ce genre de vaiſſeaux ? & de plus que peut l'évacuation contre le vice des liqueurs?
Juſqu'à quel excès la faudroit - il
porter pour les diminuer ſeule-
ment d'$\frac{1}{10}$ (excepté dans l'hydro-
piſie), & que pourroit-on eſperer

d'$\frac{1}{11}$ de moins d'un héterogène, qui
en infecteroit toute la masse ; &
qui d'ordinaire est fermentatif ou
pullulant ? & n'est-il pas des alte-
rans generaux, & même quelques
specifiques reconnus, pour corriger
ou détruire differens vices de nos
humeurs ?

En vain vante-t-on les grands &
prompts secours des médicamens
épispastiques (15) dans les affections soporeuses, où il s'agit d'ir-
riter le genre nerveux, de causer
de la douleur, & d'exciter forte-
ment & promptement le jeu des
vaisseaux & des liqueurs ; comme
dans le coma, la catalepsie, la lé-

___

(15) Les emplâtres vésicatoires de
cantharides, les cataplasmes de levain, &
de moutarde, les pigeoneaux écartelés
vifs & poudrés de poudre à canon, les
sachets de poudre de pyrethre, de gingembre & de poivre long, humectés de
vinaigre, ou d'eau - de - vie, sont les
épispastiques les plus usités, parce qu'on
croit qu'en proportion qu'ils irritent &
déchirent les vaisseaux, ils attirent les
humeurs.

thargie, le carus, l'apoplexie, &c.
car outre que la longueur de leur
appareil , & la lenteur de leur action , en retardent, partagent, &
affoiblissent considerablement l'effet , c'est que la flamme d'une
chandelle , ou un simple charbon
ardent , peuvent dans un instant
produire bien plus éminemment
ce même effet : car l'action du feu
sur les corps est proportionnée à
leur éloignement , & par conse-
quent facile à régler : de loin il
échauffe & rougit seulement la
peau , mais de près il excite des
vessies , même sur les cadavres ,
parce qu'il tient son action de lui-
même, au lieu que les médicamens
épispastiques n'agissent qu'autant
qu'ils sont joints à quelques liquides , & mis en jeu par l'action &
la chaleur de la partie où ils sont
appliqués. Il arrive même souvent
que dans la stupeur leur action est
si foible que les malades meurent
avant que ces topiques ayent exci-
té des vessies, & même qu'ils n'ont

aucun effet. Quant aux fels acres & corrofifs de ces topiques (particulierement des cantharides) qui s'introduifent dans les vaiffeaux, peuvent-ils égaler la vertu des fels & des efprits volatils, urineux, aromatiques, &c. dont l'effet infiniment plus fûr fuit immédiatement l'adminiftration ?

Les ventoufes avec fcarifications fur lefquelles on compte encore beaucoup dans ces fortes d'occafions ne méritent pas plus de déference que les épifpaftiques. Car, outre que le *ftimulus* qu'elles caufent n'eft pas à beaucoup près fi prompt ni fi aigu qu'on peut l'exciter avec la flamme d'une chandelle, ou avec un charbon ardent, c'eft que l'évacuation du fang qu'elles procurent n'eft ni fi abondante ni fi facile à déterminer que par la faignée.

Ainfi comme les médicamens épifpaftiques, les ventoufes, & les fcarifications, ne font point attractives,& que le *ftimulus* & l'évacuation qu'elles procurent, peuvent être produits bien plus parfaitement par des moiens infiniment plus fimples , ils doivent être retranchés du traitement des maladies internes comme abufifs , la médiocrité de leur effet ne méritant pas la peine que caufe leur appareil & leur application.

Les fétons, les cauteres & les vé ficatoires, les ventoufes, les fcarifications, les médicamens épifpaftiques, & même les fangfuës, doivent donc être entierement bannis du traitement des maladies internes comme abufifs , & même pour la plûpart fufpects (16), & n'être uniquement emploiés dans l'art de guérir que pour le traitement des maladies exterieures , comme topiques & inftrumens chirurgicaux, & fimplement dans la vuë de bor-

(16) Paracelfe & Van - helmont défaprouvent l'ufage des Fontanelles, difant qu'elles mettent indifferemment toutes les humeurs en fufion , & épuifent fucceffivement le fuc nourricier.

ner leur effet au lieu même où on
les applique ; comme lorsqu'on
paſſe des meches ou ſétons au travers des plaies profondes & étroi-
tes , pour donner iſſuë à des ſe-
queſtres; qu'on emploie les corro-
ſifs & les cauſtiques pour conſu-
mer les chairs fongueuſes ; qu'on
applique des ventouſes ſur les
morſures des bêtes venimeuſes
pour (à la faveur des ſcarifications)
faire , s'il eſt poſſible , échapper le
venin avec le ſang ; qu'on fait des
ſcarifications pour donner iſſuë à
des liqueurs ſtagnantes; qu'on emploie des cataplaſmes d'oignon , de
levain , de fiente de pigeon & autres épiſpaſtiques , ou ſtimulans ,
pour exciter , ou , comme on dit
improprement, attirer la ſuppura-
tion dans les tumeurs où elle ſe
fait difficilement ; qu'on applique
des ſangſuës ſur les inflammations , les échimoſes , & les vari-
ces , pour en dégager les liqueurs ,
&c.

Il eſt cependant quelque exception, comme lorſque la ſaignée eſt indiſpenſable, & en même tems impraticable ; car dans cette occaſion on eſt obligé d'y ſuppléer par les ſangſuës, & même à leur défaut par les ſcarifications ; mais ces cas ſont rares, & l'ouverture des arteres temporales diſpenſe des ſcarifications. Quant aux grandes évacuations qu'on procure quelquefois en ſcarifiant, ou corrodant les parties hydropiques, ce n'eſt en quelque façon que l'ouverture d'une tumeur humorale du diſtrict de la Chirurgie ; & d'ailleurs c'eſt un cas particulier qui n'autoriſe pas plus que le précedent les erreurs que je viens de combattre.

ARTICLE V.

Remarques contre le choix des differentes ſaignées, ſuite des vérités précedemment établies.

L'élection de lieu dans la ſaignée étant

étant fondée fur les erreurs que je viens de combattre, je me trouve engagé à en démontrer les principaux inconvéniens. Puifque, dit-on, la faignée attire, pour décharger la partie fuperieure du corps, il faut ouvrir les veines de l'extrémité inferieure; pour décharger l'extrémité inferieure, on doit ouvrir les veines de la partie fuperieure: enfin lorfqu'il s'agit de defemplir les vaiffeaux, fans déranger le cours des liqueurs, il faut faigner en même tems à la partie fuperieure & à la partie inferieure du corps, aiant encore égard que ce foit aux deux côtés oppofés, par exemple au pied droit & au bras gauche en même tems (c'eft ce qu'on nomme faignée coupée.

» Ces erreurs (dit M. *Senac*) » font des maximes facrées dont il » n'eft pas permis de s'écarter au- » jourd'hui ; fi on ne les fuit ri- » goureufement on, rifque fa re- » putation, on eft accufé d'igno- » rer les loix de la circulation, on

C

» eſt chargé de reproches des Me-
» decins, des malades & du public;
parce que , dit-on , en attirant le
ſang à contre tems, on peut cauſer
des obſtructions , des inflammations , des dépôts , des pertes, des
avortemens , &c. & en le détour-
nant au contraire lorſqu'il s'agit
d'attirer , on peut arrêter les évacuations naturelles, le cours des
fluxions , de la goute , &c. &
cauſer par conſequent des reflux ,
des révolutions, &c. auſſi eſt-ce par
prudence, & de crainte de tomber
dans l'équivoque , qu'on a ſi ſouvent recours à la ſaignée coupée ;
dans la vûë qu'elle n'attire ni ne
détourne pas plus le ſang d'une
extrémité ni d'un côté du corps que
de l'autre.

Ce n'eſt point ſur les ridicules
de ces terreurs paniques qui des-
honorent la Phyſique & la Mede-
cine que je veux m'étendre ; j'ai
aſſez fait voir le défectueux de la
révulſion & de la dérivation (article III de cet Ouvrage) ; je ne me

propoſe ſeulement ici que d'en faire voir les principaux inconveniens
par rapport aux difficultés de la
ſaignée.

Si les vaiſſeaux ne ſont pas bons
dans le lieu indiqué , le malade ſe
trouve en partie, & même ſouvent,
totalement privé des ſecours de la
ſaignée , quelque indiſpenſable
qu'elle puiſſe être , & quelque facile qu'elle ſoit dans un autre lieu.
Le préjugé parle , il faut obéir ;
quelles que ſoient les difficultés il
faut que le Chirurgien tire du ſang
de cet endroit, ou que le malade
ſe paſſe de ſaignée : erreur qui
tourmente les Chirurgiens , &
prive ſouvent les malades de la
ſanté , & même de la vie.

Ce n'eſt pas tout ; car en ôtant
la liberté de choiſir le vaiſſeau, &
en multipliant les operations ſans
neceſſité (comme dans la ſaignée
coupée), non - ſeulement on in-
quiete les malades & on augmente la douleur , qui les rebute , &
leur fait ſouvent refuſer le nombre

des faignées neceffaires pour leur
guerifon, mais en augmentant les
difficultés de la faignée, on en
augmente auffi les dangers; ce qui
expofe fouvent les malades & les
Chirurgiens à de grands rifques;
car fi la picqueûre du tendon ou
de l'artere peut eftropier le malade, ou même lui caufer la mort,
elle peut auffi ruiner la reputation
du Chirurgien le plus éclairé & le
plus acrédité. On eft même fi
pointilleux fur ce point que, pour
peu que l'operation ne foit pas au
gré du malade & des affiftans, c'eft
mal-adreffe ; & fi le Chirurgien
refufe ou héfite feulement un mo-
ment, c'eft infuffifance : de-là dé-
pend toute fa reputation ; & ,
quelque éclairé qu'il foit dans la
Chirurgie, on le confond par ce
faux jugement, avec ceux qui des-
honorent cette Science.

Si la faignée n'attire point, fon
effet, dira-t-on, fe borne donc
fimplement à defemplir les vaiffeaux; effet que les alimens de-

truifent préfque auffi - tôt, & que leur diminution peut produire (voyez l'article II de cet Ouvrage). Ainfi la faignée ne mérite donc pas la peine d'être mife en pratique.

La faignée, il eft vrai, n'a pas l'avantage d'attirer les liqueurs, & la déplétion qu'elle caufe n'eft que paffagere ; mais en dépouillant la maffe du fang de fa partie rouge, elle le rend plus aqueux & moins inflammable, & les vaiffeaux deviennent plus fouples & moins fufceptibles de conftriction ; avantage qui furpaffe tous les autres.

Je ne donne point la méchanique de cette fpoliation ou dépouillement de la partie rouge du fang par la faignée, & de fes effets particuliers ; parce qu'outre que je m'étendrois au - delà du fujet que je me fuis propofé de traiter, & des bornes d'un fimple Mémoire, M. Quefnay, Secretaire de l'Académie Royale de Chirurgie, ne laiffe rien à defirer fur cette matiere dans fon Traité de l'art de guerir par la faignée.

Comme il n'est point d'erreur qui n'ait ses partisans, soit par crédulité, soit par interêt, la plûpart des Ouvrages qui tendent à quelque reforme, ne servent pour l'ordinaire qu'à faire critiquer leur Auteur. C'est pourquoi je supplie les Lecteurs de ne se point laisser prévenir par les discours séduisans qu'on pourra débiter contre moi, ou mes Ouvrages ; je déclare que je méprise toute critique verbale. C'est par écrit qu'on doit attaquer un Ecrivain ; &, comme je me fais connoître, je prie mes aggresseurs de ne point m'attaquer *incognito*.

F I N.